Rania Kaddoussi
Raoûa Naouar

Caraterísticas distintivas da asma em crianças do ensino secundário

Rania Kaddoussi
Raoûa Naouar

Caraterísticas distintivas da asma em crianças do ensino secundário

ScienciaScripts

Cover image: www.ingimage.com

This book is a translation from the original published under ISBN 978-620-6-72605-0.

Publisher:
Sciencia Scripts
is a trademark of
Dodo Books Indian Ocean Ltd. and OmniScriptum S.R.L publishing group

120 High Road, East Finchley, London, N2 9ED, United Kingdom
Str. Armeneasca 28/1, office 1, Chisinau MD-2012, Republic of Moldova, Europe
Managing Directors: Ieva Konstantinova, Victoria Ursu
info@omniscriptum.com

Printed at: see last page
ISBN: 978-620-8-50304-8

ÍNDICE

LISTA DE ABREVIATURAS

CHU: Centro Hospitalar Universitário

GINA: Iniciativa Global para a Asma

MMAS: Escala de adesão à medicação de Morisky

FEV1: volume expiratório forçado segundo

CV: capacidade vital Capacidade vital

TCA: Teste alergológico cutâneo

LABA: β2 adrenérgicos inalados de ação prolongada

OMS: Organização Mundial de Saúde

Capítulo 1

INTRODUÇÃO

A asma é uma doença inflamatória crónica complexa e comum das vias respiratórias, caracterizada por hiperatividade brônquica [1].

Em 2019, segundo estimativas da Organização Mundial de Saúde (OMS), 262 milhões de pessoas sofrerão de asma, com 461.000 mortes [2]. A asma é atualmente considerada uma das doenças crónicas mais comuns nas crianças [2,3].

Na Tunísiaa asma afecta 12% das crianças com menos de 15 anos [4], sendo a principal etiologia alergia. É responsável uma taxa hospitalização e de utilização dos serviços de urgência, pelo menos uma vez por ano, de 6,6% e 28,6%, respetivamente [5]. Isto mostra que o controlo da asma era sub-ótimo e pode ser explicado pelo facto de a adolescência ser um período de transição sensível e muitas vezes problemático.

Ser aluno do ensino secundário e viver com uma doença crónica já é suficientemente difícil: é preciso lidar com restrições terapêuticas e limitações físicas, e é preciso estar consciente dos danos no corpo e do confronto inevitável com a doença [6]. Isto leva mau controlo asma, a uma elevada taxa de mortalidade e a elevados custos de saúde relacionados com a asma [6].

A educação terapêutica é, portanto, essencial para a alcançar a autonomia, daí o interesse do nosso estudo, que tem os seguintes objectivos

- a adesão ao tratamento entre alunos do ensino secundário com asma e estudar os factores que determinam essa adesão

Capítulo 2

DOENTES E MÉTODOS

I. Caraterísticas do estudo

1. Tipo de estudo

Trata-se de um estudo transversal analítico que inclui adolescentes tratados no serviço de pneumologia do Hospital Universitário Fattouma Bourguiba de Monastir entre 1996 e 2020.

2. População do estudo

❖ **de inclusão :**

Incluímos no nosso estudo doentes que preenchiam os seguintes critérios:

- Idade entre 12 e 18 anos
- Seguidos no serviço de pneumologia do Hospital Universitário Fattouma Bourguiba Monastir durante pelo menos 3 meses.
- Asma confirmada com base nos critérios de diagnóstico GINA [7].
- Um fenótipo alérgico confirmado

❖ **Critérios de não-inclusão :**

- Menores de 12 anos e maiores de 18 anos
- Perturbações mentais
- Asma de etiologia não alérgica

3. Recolha de dados

Todos os doentes recrutados foram convidados a preencher um formulário pré-estabelecido que continha um questionário pré-estabelecido e uma pontuação de adesão ao tratamento (a pontuação de Morisky) (anexo 1).

Esta folha inclui :

- Uma entrevista para recolher dados demográficos sobre os pacientes: identificação, idade, sexo,
- Hábitos de vida e antecedentes patológicos: co-morbilidades, atopia familiar e pessoal
- Caraterísticas da asma: idade de início, duração da asma, sazonalidade, nível de controlo da asma de acordo com os critérios GINA, número de admissões hospitalares por ano, etc.
- Tratamento da asma: o plano de tratamento
-A adesão foi avaliada utilizando o questionário Morisky ou a pontuação MMAS.

Todos os participantes foram submetidos a espirometria para avaliar a gravidade da obstrução brônquica.

4. Definição de variáveis

4.1. O nível de controlo da asma

A avaliação do nível de controlo da asma durante as 4 semanas anteriores baseou-se nos critérios de controlo da asma da GINA, que incluem a frequência dos sintomas diurnos, o despertar noturno, a frequência da utilização de medicação de resgate e a presença de limitações da atividade física [7].

Existem três níveis de controlo:

- Asma bem controlada: nenhum critério preenchido
- Asma parcialmente controlada: 1 a 2 critérios presentes
- Asma não controlada: 3 ou mais critérios presentes

•

4.2. Confirmação da alergia

O fenótipo alérgico asma foi mantido se um ou mais destes critérios estivessem presentes:

- Resultados positivos a um ou mais alergénios no teste alergológico cutâneo (TCA) realizado através do método Prick test.
  - Este teste é efectuado aplicando, sem esfregar, uma gota de cada solução alergénica normalizada na face anterior de ambos os antebraços, sobre uma pele já desinfectada com álcool.
  - Os resultados são interpretados em relação ao controlo positivo (histamina) e ao controlo negativo.
  - O teste é considerado positivo se o diâmetro da pápula obtido no 15º minuto for superior em mais de 3 milímetros ao do controlo negativo ou se o diâmetro da pápula for superior a metade do do controlo positivo.
- É efectuado um ensaio sérico de imunoglobulinas E específicas se houver uma discrepância entre o alergénio clinicamente suspeito e resultados obtidos no APTT ou se o alergénio não estiver disponível no APTT ou se o APTT não puder ser interpretado ou for impossível de realizar. Um nível superior a 0,35 UI para um ou mais alergénios é considerado significativo. É utilizada a técnica RAST.

4.3. As fases do tratamento

Existem cinco níveis de tratamento: as fases estão divididas de 1 a 5, com duas vias, consoante a escolha do socorrista (anexo 2) [7].

4.4. Nível conformidade

Neste estudo, utilizámos o score de Morisky de 4 itens (MMAS-4) para avaliar a adesão ao tratamento da asma (Anexo 1). Para cada item, o paciente responde com "sim "ou "não "e a resposta será pontuada com 0 ou 1.

II. Estatísticas de análise

A introdução de dados e a análise estatística foram efectuadas utilizando o programa
SPSS versão 20.

±As variáveis quantitativas foram expressas em médias e respectivos desvios-padrão As variáveis qualitativas foram expressas em números e percentagens.

Para comparar médias entre duas amostras independentes, o teste T de Student.

Para comparar as percentagens, foi utilizado o teste do qui-quadrado de Pearson séries independentes e, em caso de não validade, foi utilizado o teste bicaudal de Fisher.

Para os vários testes estatísticos utilizados, foi fixado um limiar de significância de 0,05.

Capítulo 3

RESULTADOS

1. Caraterísticas da população estudada

1.1. Caraterísticas epidemiológicas

Quatrocentos e noventa e um pacientes foram incluídos neste estudo. A idade média dos doentes foi de 15,27 ± 1,88 anos. Verificou-se uma predominância do sexo masculino (56,) com um rácio entre sexos de 1,29 (Figura 1).

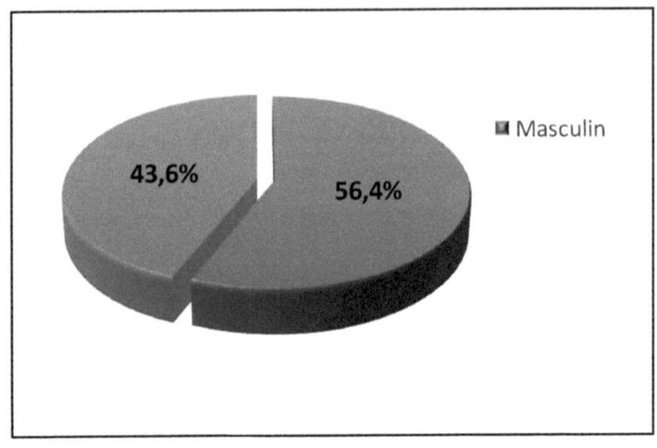

Figura 1: Repartição da população estudada por género

1.2. Caraterísticas da doença asmática

±A idade média de início dos de asma foi de 11,48 4,08 anos. A duração média da asma foi de 39,95 ± 41,35 meses.

A atopia familiar foi encontrada em 235 adolescentes (48,1%).

As manifestações alérgicas, para além da asma (rinite, conjuntivite), foram registadas em 404 doentes (82,3%).

A asma era ligeira em 183 doentes (37,3%), moderada em 300 doentes (61,1%) e grave em 8 casos (1,6%).

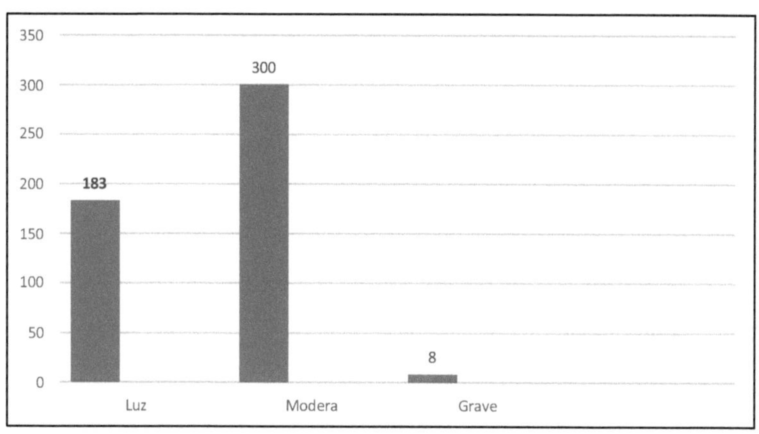

Figura 2: Classificação inicial asma

O teste ventilatório foi efectuado por espirometria simples.

Foi efectuado um teste de reversibilidade nos doentes que apresentavam um distúrbio ventilatório obstrutivo. O FEV1 médio foi de 2920,65±810,79 ml (90,60±18,59%) com um rácio FEV1/CV médio de 91,11±59,81%.

Os testes alergológicos mostraram que os principais alergénios envolvidos eram os ácaros do pó da casa (338 casos).

1.3. Tratamentos

O tratamento da asma na nossa série baseou-se no tratamento médico e no tratamento etiológico (dessensibilização, evicção) (Tabela 1).

Quadro 1: Tratamento asma alérgica adolescentes

Tratamento	**N(%)**
Corticosteróides inalados	350(71,2)
LABA+CI	141(28,7%)
Antileucotrieno	115(23,4)
Terapia sistémica com corticosteróides	4(0,8)
Imunoterapia específica	92(18,7)

1.4. Conformidade

A maioria dos doentes (318 ou 64,8%) foi considerada cumpridora do tratamento da asma de acordo com o score de Morisky (Figura 3).

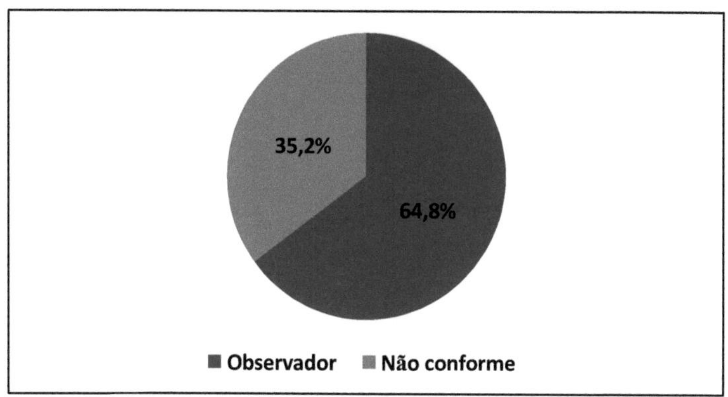

Figura 3: Distribuição dos doentes de acordo a adesão ao tratamento

1.5 Nível de controlo da asma e evolução

O seguimento dos nossos doentes permitiu-nos avaliar nível de controlo da asma de acordo com os critérios GINA de controlo da asma. De facto, 357 doentes (72,7%) estavam bem controlados (Figura 4).

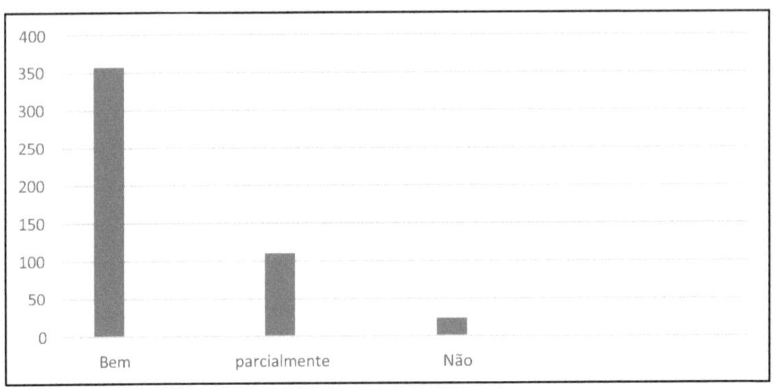

Figura 4: Nível de controlo da asma

Dos alunos do ensino secundário admitidos no serviço de medicina respiratória por exacerbação aguda da asma, 16 foram admitidos uma única vez e apenas dois adolescentes foram admitidos três vezes.

Dois doentes tiveram de ser internados numa unidade de cuidados intensivos devido a asma aguda grave.

2. Estudo analítico

2.1 Factores o cumprimento do tratamento

Procurámos identificar os factores associados à não adesão ao tratamento em alunos do ensino secundário com asma, com base num estudo univariado.

2.1.1 Factores ligados ao doente

Os alunos do ensino secundário do sexo feminino e os que não tinham antecedentes pessoais de atopia tiveram uma fraca adesão, com uma diferença significativa, como se pode ver na tabela 2.

Quadro 2: Factores relacionados com os doentes a adesão ao tratamento

Factores	P
Idade	NS
Género	0,016
História pessoal atopia	0,02

2.1.2 Factores ligados à patologia

Entre os factores relacionados com a patologia da asma que se correlacionaram significativamente com o nível de adesão terapêutica encontram-se: a gravidade da asma e da síndrome obstrutiva, a sua sazonalidade e o número de alergénios.

> =2 (quadro 3).

Quadro 3: Factores relacionados com a patologia a adesão ao tratamento

Factores

Confor

midade

P

terapêutico

Não

Sim (318)
(173)
Idade de início da asma (anos)

±média desvio padrão ±11.56 4.14 ±11.33
3.98
Idade da asma (meses)

±média desvio-padrão 41,08± 41,76 ±37.86
40.61
Gravidade (n,%)

grave 2(25%)
6(75%)

0,01
FEV1 (mL)

±média desvio padrão ±2770.47 792.53 ±3011.29
809.61

0,002
Asma sazonal (n,%)

perene 232(67,4%)
112(32,6%)

verão e primavera 38(48,1%)
41(51,9%)

0,01

inverno 48(70,6%)
20(29,4%)

Número de alergénios >=2

(n,%) 216(89,3%)
26(10,7%)

0,046

Eosinofilia tecidular (UI)

±média desvio padrão ±0.44 0.49

0,±

0,42 0,01

<=Fase 3 do tratamento (n, %)	
Fase 2	38(36,5%) 66(63,5%)
10-3	
Fase 3	69(52,7%) 62(47,3%)

Capítulo 4

DISCUSSÃO

Apesar dos progressos contínuos no domínio da saúde e da multiplicidade de estratégias terapêuticas, a asma continua a ser um verdadeiro fardo por várias razões, nomeadamente nas crianças do ensino secundário, cuja taxa de mortalidade não pára de aumentar [8,9]. A má adesão ao tratamento é uma dessas razões [1,8,10,11]. O objetivo deste estudo é avaliar a adesão ao tratamento em adolescentes com asma e identificar os factores determinantes da não adesão e as suas consequências.

±Os nossos resultados revelaram uma média de idades dos participantes de 15,27 ± 1,88 anos [12 - 18 anos] e um rácio de sexo de 1,29. A idade média de início dos sintomas de asma foi de 11,48 ± 4,08 anos, com uma evolução média de 39,95 ± 41,35 meses. Cento e trinta e oito alunos tinham asma ligeira e apenas 8 doentes tinham asma grave. Os testes ventilatórios revelaram um FEV1 médio de 2920,65 ± 810,79 ml. Um total de 318 doentes (64,8%) foram considerados cumpridores do tratamento da asma.

As estimativas da taxa de adesão variam de um estudo para outro. As taxas de não adesão ao tratamento da asma situam-se geralmente entre 30 e 70% [12]. Os dados tunisinos sobre a asma nos alunos do ensino secundário são muito limitados, ou mesmo inexistentes.

Os estudos sobre a asma infantil que utilizaram a monitorização eletrónica da adesão revelaram taxas médias de adesão muito inferiores a 75%, sendo que até metade dos estudos registaram taxas de 50

% ou até menos [13,14].

Esta adesão sub-óptima pode estar significativamente associada ao agravamento da asma, ao risco de escalada terapêutica desnecessária, a um aumento do absentismo escolar e a uma deterioração da qualidade de vida dos adolescentes [15,16,17,18].

Na nossa série, verificámos uma ligeira predominância do sexo masculino (56,4%) nos nossos doentes.

A literatura refere uma discrepância de género na prevalência da asma. A asma na infância afecta mais os rapazes do que as raparigas, mas a tendência inverte-se após a puberdade [19].

No International Study of Asthma and Allergies in Childhood (ISAAC), que é considerado o estudo internacional mais abrangente sobre a asma até à data e que incluiu 257 800 crianças com idades entre os 6 e os 7 anos em 38 países e 463 801 crianças com idades entre os 13 e os 14 anos em 56 países, prevalência da asma foi mais elevada nos rapazes no grupo etário dos 6 e dos 7 anos, enquanto as raparigas tiveram uma prevalência mais elevada no grupo etário dos 13 e dos 14 anos. Registaram-se variações consideráveis entre países [20]. O nosso estudo mostrou uma predominância do sexo masculino (56,4%), o que não é consistente com estes resultados. Isto pode ser explicado pelo facto de o nosso serviço se dedicar principalmente à população da província de Monastir, onde o número de adolescentes do sexo masculino é superior ao das raparigas no grupo etário dos 14 aos 19 anos durante o período do nosso estudo (1995-2020) [21].

Afectando tanto rapazes como raparigas, a asma continua a ser um fator que perturba a qualidade de vida dos adolescentes, razão pela qual a investigação dos factores envolvidos no controlo da asma é uma estratégia essencial para reduzir os efeitos nocivos para a saúde e os encargos financeiros da doença [22].

Estudos sobre o controlo da asma mostraram que a maioria dos asmáticos não está controlada [23,24]. Em particular, o estudo americano Real-World

Evaluation of Asthma Control and Treatment (REACT) de 1812 doentes com asma moderada a grave concluiu que o controlo da asma não era alcançado em 55% dos doentes [25,26]. O estudo AIRMAG [27], realizado pela primeira vez no Norte de África e que também incluiu a Tunísia, mostrou que 48% dos asmáticos no nosso país não estavam controlados. Estes estudos incluíram principalmente adultos, mas os resultados são semelhantes aos observados em adolescentes com asma. Na nossa amostra, 27,3% dos doentes tinham asma não controlada.

Se utilizados corretamente, os tratamentos farmacológicos para a asma permitem um bom controlo dos sintomas e melhoram a qualidade de vida dos doentes. A educação terapêutica assegura este controlo, educando os doentes com asma sobre a sua doença, sobre o modo como os medicamentos funcionam e sobre a forma correta de os utilizar. Também ajuda os doentes a adquirir ou a manter competências de gestão da asma. [28].

Uma meta-análise publicada em 2017, que incluiu 270 ensaios clínicos aleatorizados, centrou-se na avaliação da adesão terapêutica e demonstrou que autogestão da asma optimiza os resultados clínicos relacionados com a asma, com uma redução significativa das idas às urgências, das consultas médicas não programadas e dos internamentos, e uma melhoria do controlo da asma e da qualidade de vida. [29].

Outro ensaio controlado, que incluiu 126 doentes atendidos nos serviços de urgência por ataques agudos de asma, estudou o efeito de intervenções educativas limitadas à simples verificação da toma dos inaladores e à implementação de um plano de auto-ação dado durante a visita ao serviço de urgência, e o efeito da educação estruturada centrada na auto-gestão fornecida em várias sessões. Após 6 meses, apenas a educação para a auto-gestão conduziu a uma melhoria significativa utilização da medicação, qualidade de vida do doente, nos PFE e numa redução do número de consultas não programadas [30].

Na literatura, foram descritos vários métodos avaliar a adesão à terapêutica da asma, mas nenhum deles satisfaz critérios aceitáveis de exequibilidade e fiabilidade [31]. Estes métodos podem ser divididos em métodos diretos e indirectos [32].

Os métodos diretos são dispendiosos e frequentemente invasivos. São também difíceis de aplicar em grande escala e eticamente questionáveis, uma vez que são frequentemente considerados pelo doente como um meio de controlo [32]. Estes métodos incluem a contagem de comprimidos, a monitorização através de caixas de comprimidos electrónicas e a medição dos níveis de concentração sérica do medicamento. No entanto, o bioensaio parece ser o único método direto que avalia com precisão a adesão. No entanto, este método de avaliação torna-se mais difícil e complicado no caso da polimedicação, dada a complexidade dos regimes terapêuticos e as diferenças nos horários de ingestão dos medicamentos [32].

Os métodos indirectos incluem várias medidas, como a proporção de dias cobertos (PDC), o rácio de posse de medicamentos (MPR), a pontuação composta de adesão e a Escala de Adesão à Medicação de Morisky (MMAS), que é o método mais utilizado. Esta multiplicidade de medidas, embora simples e pouco dispendiosas, torna cada vez mais difícil a comparação entre estudos [32]. De acordo com muitos autores, os métodos auto-relatados têm o potencial de sobrestimar a adesão.

No que diz respeito à asma, ainda não foi validado nenhum questionário em francês ou árabe para avaliar a adesão ao tratamento de fundo. O questionário Morisky foi utilizado para avaliar a adesão na nossa série.

Com base num estudo univariado, investigámos os factores associados a uma má adesão ao tratamento incluindo o cumprimento da medicação e o cumprimento do seguimento. Os nossos resultados mostraram que os factores significativamente associados à má adesão terapêutica foram o sexo feminino, a síndrome obstrutiva ligeira e sintomatologia perene, o que poderá ser explicado pela falsa confiança sentida pelos asmáticos com sintomatologia ligeira não persistente. De facto, Dal Negro notou num estudo observacional retrospetivo de asmáticos adolescentes encaminhados para a unidade pulmonar de um centro médico especializado em Itália, durante um período de 12 meses, que a adesão era fraca em doentes com asma ligeira a moderada [33]. A maioria das razões apontadas para a não adesão no caso da asma ligeira foi a falta de necessidade de tratamento diário sentida pelos adolescentes com asma, a sobrestimação do controlo da asma e a falta de perceção do efeito da doença nas actividades diárias. No entanto, no caso da asma intermitente não controlada, podem ocorrer crises graves de asma, o que pode contribuir para a persistência da asma.

A idade de início e a duração da asma não estavam relacionadas com a adesão à terapêutica. Isto faz lembrar os resultados de um estudo de coorte sobre a saúde respiratória na Comunidade Europeia (ECRHS), que incluiu 971 indivíduos asmáticos de 12 países que participaram tanto no inquérito ECRHS-I (1990-94) como no estudo de seguimento ECRHS-II (1998-2002), e que concluiu que a idade de início da asma e a duração não foram factores determinantes significativos na melhoria ou manutenção da adesão ao tratamento da asma [34]. Esta situação pode ser explicada pelo facto de que quanto mais precoce for o início da asma e quanto maior for a sua duração, menor será a adesão do adolescente ao tratamento e maior será a frequência com que se esquece de o tomar.

A não adesão ao tratamento é um fator de mau controlo da asma e de exacerbações, e pode desempenhar um papel na maioria das mortes por asma [35,36,37]. Milgrom et al. mostraram que a mediana da adesão à terapêutica com corticosteróides inalados, medida por monitorização eletrónica, em crianças mal controladas era de 13%, em comparação com de adesão em crianças sem exacerbações graves [38]. Além disso, foram identificados factores evitáveis na maioria das mortes relacionadas com a asma incluindo uma educação terapêutica adequada. Num estudo sobre as circunstâncias que precederam 90 mortes um ataque de asma, 77% dos doentes não tinham identificado a gravidade seu ataque e tinham adiado a procura de ajuda médica [36]. Este estudo concluiu que o risco de mortalidade diminuía quando o doente recebia uma boa educação terapêutica. [35,39].

Este facto sublinha a importância de uma educação terapêutica adequada para os adolescentes com asma. Em França, existem várias "Escolas de Asma" para educação terapêutica (ETP) das crianças asmáticas.

B. Lesourd et al realizaram um estudo na Escola de Asma "Alizée", em Toulouse, que concluiu que o número de visitas às urgências em 6 meses foi duas vezes mais baixo (15% contra 30%) após as sessões de formação, e que houve mais crianças internadas devido à asma, apesar de 23% terem sido internadas no hospital nos 6 meses anteriores às sessões [40].

Outro estudo francês demonstrou um efeito benéfico rápido da TVE, após 3 a 4 sessões, na qualidade de vida e no nível de controlo da asma [41].

De facto, estes resultados revelaram que estes programas estavam significativamente associados a uma melhoria da auto-gestão da doença e da função pulmonar, com uma redução do número de idas às urgências e do absentismo escolar.

Capítulo 5

Limites do estudo

O nosso trabalho tem algumas limitações, que são principalmente metodológicas e podem ser uma fonte de enviesamento.

A natureza monocêntrica e transversal do nosso estudo é uma das suas limitações. De facto, este tipo estudo apresenta dificuldades na interpretação das associações, o que impossibilita a confirmação da existência de uma relação causal entre as variáveis.

-Os métodos utilizados para avaliar a adesão à terapêutica são também fontes de enviesamento. Os métodos diretos são muito intrusivos, ao contrário dos indirectos, que dificultam a obtenção de resultados objectivos. Além disso, no nosso estudo, as questões foram colocadas pelo médico que prescreveu o tratamento, o que pode amplificar a sobreavaliação do auto-relato devido ao desejo do doente de "agradar".

Destaques estudo

Existe apenas um número limitado de estudos na Tunísia que se debruçaram sobre a adesão adolescentes com asma, e o nosso estudo é um deles.

Além disso, o nosso estudo permitir-nos-á, no futuro, reforçar as estratégias para otimizar a educação terapêutica dos adolescentes asmáticos seguidos no nosso serviço, a fim de melhorar o nível de controlo sua doença.

Projeto de educação terapêutica para adolescentes com asma

Organização:

- O tempo conjunto entre pais e filhos adolescentes será evitado.
- Baseado num programa acelerado, será dividido em três sessões de grupo de 2,5 horas.
- Realizado por uma equipa pluridisciplinar com formação em educação terapêutica sob a forma de campanha de educação terapêutica para a asma nos adolescentes.
- Os efeitos do tabaco e de outros irritantes inalados serão discutidos com os adolescentes.

A primeira sessão :

No início da sessão

- Uma primeira sessão de partilha de vídeos com os pais dos adolescentes
- Uma apresentação entre a equipa e o adolescente
- Um diagnóstico educativo
- Educação terapêutica

• Apresentação do instrumento de diagnóstico pedagógico :

Os conhecimentos e as competências dos adolescentes em relação à asma serão avaliados sob a forma de um jogo de desenho com papel.

Cada trabalho contém duas perguntas.

Termos e condições:

Os trabalhos serão colocados num frasco. A avaliação será efectuada individualmente para evitar qualquer comparação ou julgamento por parte dos jovens. O adolescente retira os papéis ao acaso e tenta responder às perguntas. Será atribuído um ponto por cada resposta correta. Será efectuada uma primeira avaliação no final da primeira sessão e cada jovem terá a sua própria folha.

Sugerimos que se privilegiem as perguntas com respostas abertas, pois oferecem uma perceção personalizada.

As perguntas incidirão sobre :

- **As dimensões biomédicas da patologia :**

-Idade de início, duração e gravidade da asma.

-Outros antecedentes médicos.

-Motivos de hospitalização e frequência.

- **A dimensão sócio-educativa :**

e actividades da vida diária

-Ambiente familiar e social.

- **Dimensões cognitivas :**

-Crenças sobre :

Os mecanismos da asma

Os factores que desencadeiam os ataques de asma O modo os tratamentos funcionam e a sua eficácia A utilidade da educação terapêutica

- **Dimensões psico-afectivas :**

-Avaliar a fase do processo de aceitação da patologia

-Reacções a um ataque de asma

-Qual é o plano do doente adolescente?

- Educação terapêutica :

O conteúdo da educação terapêutica será dividido em três áreas, de acordo com a Agence Nationale d'Accréditation et d'Evaluation en Santé (ANAES) [28]:

- **Conhecimento:** Compreender a sua patologia, identificar os factores que conduzem a um ataque agudo, os sinais da sua gravidade e as formas de o prevenir, compreender os termos e condições da sua medicação.

- **Competências:** Conhecer o medidor de pico de fluxo, técnicas de inalação, controlar a respiração em diferentes situações.

- **Atitudes:** Ser capaz de expressar as suas experiências, saber lidar com os vários sintomas com ou sem a ajuda das pessoas que o rodeiam, saber gerir a sua condição em relação às suas actividades e planos, saber como se comportar para evitar ataques de asma.

Metodologia e recursos :

As sessões educativas serão divididas, de acordo com a idade, em dois grupos: um com os 7 mais novos e outro com os 7 mais velhos.

As sessões serão baseadas nos elementos cobertos pela ANAES: fisiologia respiratória, doença asmática, crises de asma e seu tratamento, tratamento de fundo e pico de fluxo.

No início de cada nova sessão, relembre o que foi aprendido anteriormente e apresente claramente cada objetivo a atingir, que será repetido no final da sessão.

Segunda sessão 2 semanas mais tarde: duração de 2,5 horas

Objectivos de "segurança":

Através de um desenho ou de um texto, explicar os primeiros sinais de uma crise e os factores que a desencadeiam.

Explicar a necessidade de transportar um broncodilatador e saber o que fazer em caso de crise aguda.

Usar um cachecol quando está frio.

Saber a diferença entre o tratamento de um ataque e a terapia modificadora da doença. Conhecer os efeitos do tabaco e de outros irritantes inalados no controlo da asma.

No final, será efectuada uma avaliação sob a forma de um relatório pedagógico.

Terceira sessão dois meses depois: duração de 2,5 horas

Realizar mesas redondas com os pais para rever as duas primeiras sessões e pô-las em prática.

Para os adolescentes, acrescentar uma medição e interpretação do PFE. Por fim, entregar ao doente um relatório para o seu médico de família.

Capítulo 6

CONCLUSÃO

A asma é uma doença crónica comum que afecta cerca de 262 milhões de pessoas em todo o mundo, e a sua prevalência continua a aumentar. Este facto torna-a um verdadeiro fardo para a saúde, especialmente entre as crianças em idade escolar, cuja taxa de mortalidade continua a ser bastante elevada. Uma das causas é a fraca adesão ao tratamento, que é geralmente baixa entre as crianças e os alunos do ensino secundário.

É evidente que existem diferentes estratégias de gestão da asma, que são actualizadas todos os anos, mas a sua eficácia na melhoria da adesão continua a ser insuficiente.

À luz dos nossos resultados, são urgentemente necessárias novas abordagens para compreender e melhorar a adesão à asma estudantes do ensino secundário. As futuras intervenções devem ser modificáveis de acordo com as preferências individuais e devem ter como objetivo fornecer lembretes práticos tanto para o adolescente como para os seus pais.

De facto, o envolvimento parental deve ser mais explorado durante as consultas questionando os pais sobre as suas crenças relativamente às terapêuticas da asma e explorando os seus conhecimentos sobre a gestão prática da doença. Da mesma forma, tornar os adolescentes capazes auto-avaliar o controlo da sua asma e a gravidade de uma crise aguda, bem como dominar a auto-gestão da sua doença, é um dos principais objectivos da TVE.

Por último, é de salientar que a experiência tunisina em matéria de avaliação da educação terapêutica e de criação de programas educativos destinados exclusivamente aos adolescentes é ainda deficiente, razão pela qual é urgente a criação de "escolas da asma".

REFERÊNCIAS

1. Boinet T, Leroy-David C. L'asthme chez l'adulte. Atual Pharm. Feb 2021;60(603):13-7.

2. Asma [Internet]. [citado 6 Jan 2023]. Disponível em: https://www.who.int/fr/news-room/fact-sheets/detail/asthma

3. Bourdin A, Doble A, Godard P. O estudo Asthma Insights and Reality in the Maghreb (AIRMAG): perspectivas e lições. Respir Med. Dez 2009;103:S38-48.

4. Sonia T, Meriem M, Yacine O, Nozha BS, Nadia M, Bechir L, et al. Prevalência de asma e rinite numa população tunisina. Clin Respir J. Feb 2018;12(2):608-15.

5. El Ftouh M, Yassine N, Benkheder A, Bouacha H, Nafti S, Taright S, et al. Paediatric asthma in North Africa: the Asthma Insights and Reality in the Maghreb (AIRMAG) study. Respir Med. Dez 2009;103:S21-9.

6. Jacquin P, Levine M. Dificuldades de adesão às doenças crónicas na adolescência: compreender para agir. Arch Pédiatrie. Jan 2008;15(1):89-94.

7. Iniciativa Global para a Asma, Estratégia Global para a Gestão e Prevenção da Asma, 2021. [Acedido em 05/01/2022], disponível URL: https://ginasthma.org/wp-content/uploads/2021/05/GINA-Main-Report-2021- V2-WMS.pdf

8. De Simoni A, Horne R, Fleming L, Bush A, Griffiths C. O que é que os adolescentes com asma pensam realmente sobre a adesão aos inaladores? Insights de uma análise qualitativa de um fórum on-line do Reino Unido. BMJ Open. junho de 2017;7(6):e015245.

9. Penza-Clyve SM, Mansell C, McQuaid EL. Porque é que as crianças não tomam os seus medicamentos para a asma? A Qualitative Analysis of Children's Perspectives on Adherence (Uma Análise Qualitativa das Perspectivas das Crianças sobre a Adesão). J Asthma. Jan 2004;41(2):189-

97.

10. Mäkelä MJ, Backer V, Hedegaard M, Larsson K. Adesão a terapias inaladas, resultados de saúde e custos em pacientes com asma e DPOC. Respir Med. Oct 2013;107(10):1481-90.

12. Rand CS, Wise RA. Measuring Adherence to Asthma Medication Regimens. Am J Respir Crit Care Med. Fev. 1994;149(2_pt_2):S69-76.

13. Kaplan A, Price D. Adesão ao tratamento em adolescentes com asma. J Asthma Allergy. Jan 2020;Volume 13:39-49.

14. Morton RW, Everard ML, Elphick HE. Adesão na asma infantil: o elefante na sala. Arch Dis Child. 1 de outubro de 2014;99(10):949-53.

15. Fitzgerald D. Non-compliance in adolescents with chronic lung disease: causative factors and practical approach. Paediatr Respir Rev. 1 Sep 2001;2(3):260-7.

16. Burg GT, Covar R, Oland AA, Guilbert TW. A Tempestade: Difícil de controlar a asma na adolescência. J Allergy Clin Immunol Pract. maio de 2018; 6 (3): 738-48.

17. Meltzer LJ, Ullrich M, Szefler SJ. Duração do sono, higiene do sono e insônia em adolescentes com asma. J Allergy Clin Immunol Pract. Set 2014;2(5):562-9.

18. Jonsson M, Bergström A, Egmar AC, Hedlin G, Lind T, Kull I. A asma durante a adolescência prejudica a qualidade de relacionada com a saúde. J Allergy Clin Immunol Pract. Jan 2016;4(1):144-146.e2.

19. Arathimos R, Granell R, Henderson J, Relton CL, Tilling K. Sex discordance in asthma and wheeze prevalence in two longitudinal cohorts. Lee YL, editor. PLOS ONE. 25 Abr 2017;12(4):e0176293.

21. pt.zhujiworld.com. Estatísticas mundiais 2023 [Internet]. [citado 2 de março de 2023]. Disponível em: https://fr.zhujiworld.com/

22. Nunes C, Pereira AM, Morais-Almeida M. Custos e impacto social da asma. Asthma Res Pract. dec 2017;3(1):1.

23. Mintz M, Gilsenan AW, Bui CL, Ziemiecki R, Stanford RH, Lincourt W, et al. Assessment of asthma control in primary care. Curr Med Res Opin. 1 de outubro de 2009;25(10):2523-31.

24. Demoly P, Paggiaro P, Plaza V, Bolge SC, Kannan H, Sohier B, et al. Prevalência do controlo da asma entre adultos em França, Alemanha, Itália, Espanha e Reino Unido. Eur Respir Rev. 1 de junho de 2009;18(112):105-12.

25. Peters SP, Jones CA, Haselkorn T, Mink DR, Valacer DJ, Weiss ST. Real- world Evaluation of Asthma Control and Treatment (REACT): Findings from a national Web-based survey. J Allergy Clin Immunol. junho de 2007;119(6):1454-61.

26. Barcala FJG, Nuevo J, Caamaño-Isorna F. Factores associados ao controlo da asma em doentes dos cuidados primários em Espanha: O estudo CHAS. Arch Bronconeumol.

27. Benkheder A, Bouacha H, Nafti S, Taright S, El Ftouh M, Yassine N, et al. Control of asthma in the Maghreb: results of the AIRMAG study. Respir Med. Dez 2009;103:S12-20.

28. TEM (2013-01-25). Educação para adultos sobre asma - Recomendações disponíveis em :https://www.hassante.fr/upload/docs/application/pdf/education_adulte_asthma ti que_recommendations.pdf

29. para os grupos PRISMS e RECURSIVE, Pinnock H, Parke HL, Panagioti M, Daines L, Pearce G, et al. Meta-revisão sistemática da autogestão apoiada para a asma: uma perspetiva dos cuidados de saúde. BMC Med. Dez 2017;15(1):64.

30. Côté J, Bowie DM, Robichaud P, Parent JG, Battisti L, Boulet LP. Evaluation of Two Different Educational Interventions for Adult Patients Consulting with an Acute Asthma Exacerbation (Avaliação de duas intervenções educativas diferentes para doentes adultos que consultam com

uma exacerbação aguda da asma). Am J Respir Crit Care Med. 1 de maio de 2001;163(6):1415-9.

31. de Blicj J. Therapeutic compliance in asthmatic children. Rev Mal Respir. abril 2007;24(4):419-25.

32. Pednekar PP, Ágh T, Malmenäs M, Raval AD, Bennett BM, Borah BJ, et al. Methods for Measuring Multiple Medication Adherence: A Systematic Review-Report of the ISPOR Medication Adherence and Persistence Special Interest Group. Value Health. Fev 2019;22(2):139-56.

33. Dal Negro RW, Turco P. Efeitos da adesão ao tratamento uma vez por dia na função pulmonar, hiperreactividade brônquica e resultados de saúde em adolescentes com asma leve a moderada: um inquérito de doze meses. Children. Dez 2022;9(12):1854.

34. Corsico AG, Cazzoletti L, de Marco R, Janson C, Jarvis D, Zoia MC, et al. Factores que afectam a adesão ao tratamento da asma numa coorte internacional de adultos jovens e de meia-idade. Respir Med. junho de 2007;101(6):1363-7.

35. Ducharme FM, Parent AM, Verreault N, Michaud L, Fontaine R, Flibotte J, et al. ADERÊNCIA AO TRATAMENTO EM ADOLESCENTES ASMÁTICOS: PISTAS DE SOLUÇÃO PARA A REDE DE SAÚDE DE QUEBEC. 2009;

36. D'Amato G, Vitale C, Molino A, Stanziola A, Sanduzzi A, Vatrella A, et al. Mortes relacionadas com a asma. Multidiscip Respir Med. Dez 2016;11(1):37.

37. Harrison B, Stephenson P, Mohan G, Nasser S. An ongoing Confidential Enquiry into asthma deaths in the Eastern Region of the UK, 2001-2003. Prim Care Respir J. Dec 2005;14(6):303-13.

38. ☆☆☆★Milgrom H, Bender B, Ackerson L, Bowrya P, Smith B, Rand C. Não cumprimento e fracasso do tratamento em crianças com asma . J Allergy Clin Immunol. Dez 1996;98(6):1051-7.

39. Barton CA, McKenzie DP, Walters EH, Abramson MJ, The Victorian Asthma Mortality Study. Interactions Between Psychosocial Problems and Management of Asthma: Who Is at Risk of Dying? J Asthma. Jan 2005;42(4):249-56.

40. Lesourd B, Juchet A, Broué-Chabbert A, Colineaux H. À l'École de l'Asthme... Bilan et évaluation d'une éducation thérapeutique. Rev Fr Allergol. oct 2014;54(6):438-50.

41. Beydon N, Robbe M, Lebras MN, Marchand V, Périès MA, Alberti C, et al. Qualidade de vida, controlo da asma, cotininúria e educação terapêutica em crianças asmáticas. Santé Publique. 2012;24(2):105-19.

APÊNDICES

Apêndice 1: Pontuação MMAS

Morisky Medication Adherence Scale (MMAS)

MMAS	Oui	Non
Vous arrive-t-il d'oublier de prendre votre traitement ?		
Vous arrive-t-il de ne pas faire attention aux jours auxquels vous prenez votre traitement ?		
Si vous vous sentez parfois moins bien lorsque vous prenez votre traitement, cessez-vous de le prendre ?		
Lorsque vous vous sentez mieux, arrêtez-vous parfois de prendre votre traitement ?		

Points attribués à chaque item
Oui = 1 Non = 0

Patient très observant = 0
Patient modérément observant = 1 ou 2
Patient non observant = 3 ou 4

Apêndice 2: Fases do tratamento asma alérgica adolescentes

Passo	Processamento da via 1	Processamento da via 2
1	β2LDA a pedido	-
2	Baixa dose de CI isolada	
3	IC em dose média - β2LDA	Dose IC anti-leucotrieno médio
4	Dose elevada CI- β2LDA	Dose CI média-β2LDA-anti leucotrieno
5	Dose elevada CI -β2LDA-anti-leucotrieno	IC à dose máximo-β2LDA-anti-leucotrieno

Resumo

Introdução: A asma nos estudantes do ensino secundário é frequentemente subdiagnosticada, o que pode afetar o seu desempenho escolar. Os alunos do ensino secundário com asma podem enfrentar desafios na gestão da sua condição, especialmente no contexto escolar. Realizámos este estudo investigar as caraterísticas asma em estudantes do ensino secundário.

Doentes e métodos: Estudo transversal analítico efectuado no Serviço de Pneumologia do Hospital Universitário Fattouma Bourguiba de Monastir.

Resultados :

±A idade média de início dos de asma foi de 11,48 4,08 anos. A duração média da asma foi de 39,95 ± 41,35 meses.

Para além da asma, foram observadas manifestações alérgicas (rinite, conjuntivite) em 404 doentes (82,3%). A asma era ligeira em 183 doentes (37,3%),

A asma era moderada em 300 doentes (61,1%) e grave em 8 casos (1,6%). 357 doentes (72,7%) estavam bem controlados.

Conclusão: A asma é uma doença comum nos estudantes do ensino secundário, que pode levar a faltas e a uma diminuição do desempenho. A pressão da escola e das actividades desportivas pode exacerbar os sintomas, tornando crucial a gestão da doença.

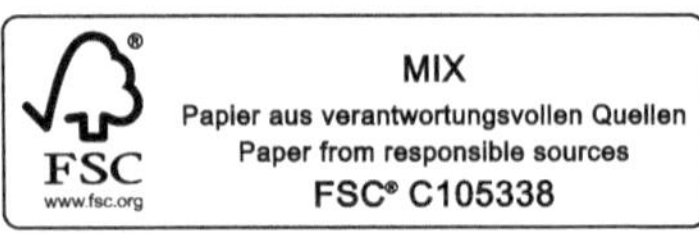

Printed by Books on Demand GmbH, Norderstedt / Germany